AF310816

# L'ÉPIDÉMIE

OU

## LA CONTAGION DE L'INFECTION

ET

## DE LA PESTE HUMAINE

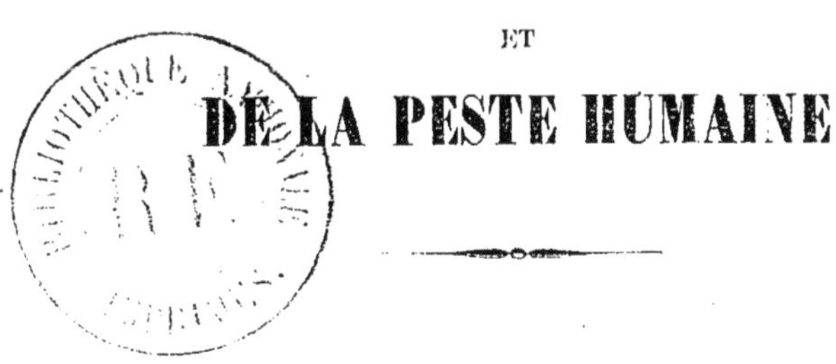

### MOYENS PRÉSERVATIFS ET CURATIFS

DES

Maladies secrètes, de la petite Vérole (vulgairement Picote), ainsi que du Croup et du Typhus

## Par L. BARTHE aîné,

Membre représentant diverses Compagnies d'assurances et Fondateur de la GARONNAISE ( Compagnies Réunies ), d'Assurances et de contre-Assurances.

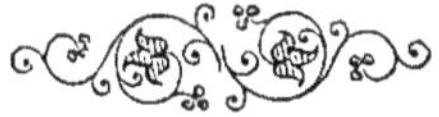

A GEN

IMPRIMERIE LÉON RABAIN, PLACE PAULIN 1.

1871.

# L'ÉPIDÉMIE

## OU

## LA CONTAGION DE L'INFECTION

### ET

## DE LA PESTE HUMAINE

———⁓⁓⁓———

### MOYENS PRÉSERVATIFS ET CURATIFS

#### DES

Maladies secrètes, de la petite Vérole (vulgairement Picote), du Croup et du Typhus.

### Par L. BARTHE aîné.

*Membre représentant diverses Compagnies d'assurances et fondateur de* La Garonnaise, *(Compagnies Réunies), d'assurances et de contre-assurances.*

———◇———

Depuis plusieurs siècles, et de période en période, de terribles épidémies ravagent la France.

On attribue la présence de cette calamité par suite de grands désastres d'une grande guerre, par la présence et un long séjour d'un grand nombre d'étrangers.

La source principale de ce cruel fléau prend naissance chez un peuple voisin. La contagion sévit avec violence et va jetter l'épouvante non seulement jusque dans les hameaux les plus reculés du Midi, mais encore jusqu'au-delà des mers. En France, on le voit s'avancer à grands pas, on l'envisage avec affliction et soucience, et on ne sait trop le combattre.

D'abord, qn'est-ce que l'épidémie ?

L'épidémie est un être qui vit sur un autre être, et, bien que poussant ses ravages jusqu'au-delà des mers et finissant par se perdre dans le désert où il ne rencontre plus sa proie, il n'est pas moins vrai qu'il renaît encore à des époques variées.

Je ne prétends pas blesser les hautes administrations, mais l'amour de l'humanité, qui doit être pratique, me fait un devoir d'attirer leur attention. Quand ces administrations le voudront, il n'y aura plus danger de gagner la contagion de cette calamité, en interdisant à ce peuple voisin que je m'abstiens de nommer, le droit de laisser leurs morts à la morgue pendant quarante jours avant de les inhumer (source d'épidémie et d'épizootie).

Je ne prétends pas non plus entrer dans de longs détails ni d'embellir mon style d'une rhétorique électrique pour prouver que les maladies dont nous parlons ne sont autres choses que des particules déliées qui se détachent d'un corps affecté déjà de quelque maladie contagieuse et en attaque un autre. Certain de ces faits, je sais qu'aucune objection ne peut s'élever à ce sujet, car, remontant à 1530, 1531 et 1546, nous voyons à la première et deuxième période, la communication du virus qui affecte en grande partie la jeunesse du Véronez et de Boulogne, en Italie. A la troisième période, nous voyons se déclarer une épidémie en Provence, nous voyons également deux célèbres médecins de l'époque se distinguer par leur courage et leur science.

Je ne crois pas devoir m'imposer l'obligation de parcourir les périodes antérieures ni postérieures à celles que je cite afin de raconter les fàcheuses calamités de ces époques.

La mémoire des calamités de 1870 et de 1871 ne sera que trop durable, et nul n'ignore ni ne peut contester que la majeure partie de nos célibataires mobilisés, ainsi que nos jeunes mobiles, en dépit de cette guerre navrante et oubliés à eux-mêmes, ont porté dans leurs foyers les remords de leur oubli pour en faire cadeau à des cœurs innocents.

D'abord je ne parle ici que de deux maladies, dont l'une n'est qu'un gouffre de destruction, et l'autre le deuil de la société et la misère au foyer domestique.

Gouffre de destruction au sujet d'une maladie que l'on tient secrète par honte et par pudeur, et que le malade ne soumet à un traitement que lorsqu'il en est gangréné.

Deuil de la société causé par l'épidémie dont il est si facile de prévenir.

A peine il y a un siècle et demi que l'homme comme la femme étaient forts et robustes, et généralement arrivaient à un âge fort avancé. Aujourd'hui, la société dégénère à un tel point qu'on ne voit plus que de faibles complexions et une existence de quelques années.

Respect au malade s'il a gagné sa maladie au service de l'humanité, du bien, en supportant au-dessus de ses forces toutes les fatigues auxquelles se livre l'homme de bonne volonté, de bon vouloir et d'amour propre afin de procurer l'existence à une nombreuse famille et n'ayant d'autre ressource que le fruit de son travail.

Sympathie au malade, si son état languissant est un legs de sa naissance ou un accident du hasard; si c'est un legs, il expie, dans ses longues années de souffrances, en face de Dieu et des hommes, les erreurs et les sales plaisirs de ses parents, ou bien les bizareries de la fortune. Dans le premier cas, tous les soins que peut lui prodiguer la société ne sont qu'une faible réparation du tort qu'on lui a fait en lui donnant la vie.

Mais je dirais hautement, honte au malade, s'il a sacrifié sa santé à de sales plaisirs, à de mauvaises et honteuses passions, source d'infection communicative que ces misérables infectés prennent un féroce plaisir d'en infecter l'innocence, qui ne s'en doute pas. C'est par charité que l'on soigne ces misérables et non par sympathie.

La santé et la morale rencontrent mille écueils pour faire naufrage, et bien peu de ressources pour être ramenées au port; quel est en effet l'homme qui tôt ou tard ne tombe pas dans un piége, et les tristes ressources qu'il a pour but de s'en retirer, ne font qu'augmenter les désordres, et par suite le paralysent totalement ou en partie.

Soyez persuadés que le jeune libertin paie fort cher le caprice de ses passions hystériques, et qu'aussi herculéen qu'il puisse être il s'émassie au souffle des imprudences et des excès d'un moment. Mais, si le libertin expiait seul les souffrances de la maladie qu'il achète au prix de l'or avec cette soif de lubricité qui le porte à aller engloutir sa force physique et sa belle jeunesse dans ces foyers d'infection qu'on appelle maisons de récréations, d'où il rapporte les rebuts des plus infâmes libertinages, pour plus tard en faire un cadeau de noces à une chaste épouse, et un legs à d'innocents enfants.

Mais, si un tel cadeau est fait à une chaste épouse et un tel legs à d'innocents enfants, bien que le père ait été un libertin, toute la faute ne retombe pas sur lui, la plus large part retombe sur le médecin qui a fait l'application des infâmes remèdes mercuriels qui, au lieu de soulager n'ont fait qu'augmenter les désordres.

Le mercure est un agent paralythique; il poursuit toutes les membranes, pénètre jusqu'aux plus petits fibres osseux, les paralyse et arrête le fonctionnement de ʃa charpente de l'homme, et, par suite, l'accable d'infirmités que rien ne saurait soulager, si auparavant on ne débarrasse le malade du mercure qui en est la cause.

Les remèdes mercuriels doivent être regardés comme un empoisonnement par imprudence. Rappelez vous que le malade qui fait l'emploi de ces infames remèdes, n'est pas toujours sain, quand il se croit guéri et que c'est l'épouse qui se ressent le plus des anciens vices du mari.

Mais enfin, puisque le vice existe dans nos mœurs et le caprice arbitraire chez la majeure partie des médecins et des pharmaciens, tâchons d'en paralyser les conséquences en enseignant à chacun les moyens de se préserver de ce virus, ou bien de se guérir radicalement et de se préparer les remèdes.

Voulez-vous vous préserver du virus, faites ce qui suit :

## Moyens préservatifs.

### *Formule*

Prenez :

Sulfate de zinc, 6 grammes.
Goudron de Norwége. 60 grammes.
Aloës, 60 grammes.
Sel de cuisine, une poignée.

Jetez tout dans un litre d'eau bouillante, retirez aussitôt du feu ; au bout de cinq minutes, passez ce liquide à travers un linge et conservez-le dans une bouteille bien bouchée et étiquetée avec soin.

Ayez sur vous un petit flacon de cette eau préservatrice. Avant de connaître la femme, prenez de cette eau plein le creux de la main, frictionnez-vous les parties ; après l'opération, répétez et frictionnez le glan et le prépuce, et introduisez dans l'embouchure du canal, (vagin), quelques gouttes de cette eau, soyez persuadé que la femme la plus infectée ne vous communiquera aucune espèce de maladie.

Le même résultat est applicable à la femme qui veut se préserver, au moyen d'une injection, après l'opération, à grande eau préservatrice.

### Moyens éventuels.

Si un contact suspect a déjà eu lieu,
Prenez :

Salsepareille, une poignée.
Chiendent, une poignée.
Camphre, le volume d'un gros haricot.
Iodure de potassium, 25 centigrammes.

Jetez le tout dans un litre d'eau bouillante et laissez

infuser comme un thé. Matin et soir, prenez un bon bo
chaud ou froid de cette tisane, matin et soir, prenez
des injections à l'eau préservatrice, et, continuant ainsi,
vous êtes sûr de prévenir l'infection et d'en arrêter la
communication au passage.

### Manière de préparer l'alcool camphré, l'huile et la pommade.

Si l'infection est déjà déclarée, pour obtenir une
cure radicale, on aura recours à la médication suivante :

Pour les écoulements,

*Formule*

Prenez :

>  Eau, demi-litre.
>  Lait, demi-litre.
>  Cresson, une bonne poignée.

Faites bouillir le tout à petit feu jusqu'à diminution
d'un tiers ; retirez le cresson, pressez-le autant que
possible de manière à faire sortir tout le jus qu'il peut
contenir. Tous les matins, à jeun, prenez en une seule
fois tout ce liquide.

Trois fois dans la journée prenez un bon bol chaud
ou froid de la tisane de salsepareille iodurée indiquée
aux moyens éventuels.

Trois fois dans la journée prenez des injections à
grande eau préservatrice, et la dernière injection à la même eau aiguisée d'une ou deux gouttes d'alcool camphré. Tenez les parties enveloppées, extérieurement ou
intérieurement selon les sexes, de pommade camphrée
la nuit et de poudre de camphre le jour.

Le soir, en vous couchant, prenez deux ou trois injections à l'huile camphrée.

Prenez :

Alcool, 250 grammes.

Camphre en poudre, 75 grammes.

Mettez le camphre par petits grumeaux dans la bouteille contenant l'alcool. La dissolution se fera presque instantanément en l'agitant un peu, ayant soin de tenir la bouteille bien bouchée et étiquetée afin de ne pas se méprendre.

Huile camphrée :

Prenez :

Huile d'olive fine, 250 grammes.

Camphre en poudre, 40 grammes.

Mettez la poudre de camphre dans la bouteille, placez-là près du feu à la température ordinaire, agitez de temps à autre, et la dissolution se fera en très peu de temps. Tenir ensuite la bouteille bien bouchée et étiquetée avec soin.

Pommade camphrée :

Prenez :

Saindoux (axonge) autrement dit graisse de porc fine, 100 grammes.

Cire jaune, 15 grammes.

Cire vierge, 20 grammes.

Suif de mouton, le volume d'une noix.

Camphre en poudre, 40 grammes.

On dépose le saindoux dans une casserolle ou assiette profonde que l'on chauffe au bain-marie (petit feu). Quand le saindoux est fondu comme de l'huile, on retire les effondrilles qui se sont déposées du saindoux,

on y jette la cire jaune, cire verte et suif de mouton;
lorsque le tout est bien fondu, on retire également les
effondrilles qui auraient pu se déposer du suif de mouton. On y verse peu à peu la poudre de camphre, on
remue avec un spatule de bois, et lorsque la poudre
est incorporée au saindoux, on retire du feu, on ajoute
de l'huile de thérébentine plein le creux d'une cuillère
à bouche, on l'etend sur toute la pommade et on remue
de manière à ce que le tout soit bien incorporé ensemble, et on la place dans un pôt bien bouché.

Si j'indique aux malades la manière de se préparer
eux-mêmes leurs médicaments, c'est pour leur éviter
de tomber sous l'infamie de quelques nuisibles pharmaciens qui ne craignent pas, à l'abri de leur diplôme,
de livrer à ces pauvres malades, non porteurs d'ordon-
nance, de la pommade mercurielle pour de la pommade
camphrée. En outre, la pommade camphrée des pharmaciens, ou cérat camphré, ne contient pas les mêmes
substances et n'a aucune puissance sur les maladies
dont je parle.

Sur les taches, les chancres, crêtes de coq, choux
fleurs, végétations, etc., etc., trois fois par jour appliquer quelques gouttes d'alcool camphré; après chaque
application, recouvrir la plaie de poudre de camphre et
ensuite appliquer une couche de pommade camphrée,
et d'un jour entr'autre remplacer la pommade camphrée
par une couche de goudron de Norwége.

### Manière de faire le pansement.

Après avoir bien nettoyé la plaie au moyen de bains
à l'eau de mauves communes, on applique la poudre

de camphre ; par dessus cette couche, on applique des plumasseaux de charpie induits d'une forte couche de pommade camphrée, ou bien le goudron de Norwége. On recouvre la plaie avec une feuille de papier à calquer et on enveloppe tout le pansement avec de la toile propre, mais il serait préférable de se procurer une plaque de sparadrap ou de taffetas ciré ou bien une blouse en vessie ou boyeaux de porc.

Si le malade a des aphtes dans la bouche, il les traitera au moyen de fréquents gargarismes à l'eau préservatrice, auparavant il les touchera avec le doit trempé dans l'alcool camphré.

Pendant tout le temps du traitement des écoulements ou celui du pansement ; tous les trois jours et le soir à votre souper, prenez entre deux tranches du pain de votre soupe, 15 centigrammes d'aloès dit (succotrin) gros le volume d'une lentille.

Si le malade a eu le malheur d'avoir été soumis aux traitements mercuriels, dans ce cas la guérison sera plus lente, et pour obtenir une cure radicale il ajoutera au traitement la médication suivante :

**Moyens de se débarrasser du mercure.**

Prenez :

Chlorure d'or en poudre.

Pendant trois soirs supprimer l'aloès et remplacez-le par la chlorure d'or, prenez-la de la même manière indiquée pour l'aloès ; attendez que l'effet de la chlorure, comme celui de l'aloès, étant favorisé par le sommeil produit un meileur effet.

La chlorure d'or vous débarrassera de l'infection

mercurielle, ainsi que du malaise qui vous accable et des douleurs dont il est la cause. Mais si le malade est certain et réellement sûr de ne pas avoir eté soumis aux traitements mercuriels, inutile de faire usage du traitement de la chlorure d'or, attendu qu'elle n'a de puissance que contre le mercure en le chassant devant elle.

Après la disparition des écoulements ou celle du pansement des tâches, chancres, etc., et pour ne laisser aucune trace ou germe du virus, faites ce qui suit :

Prenez :

> Eau, 2 litres.
> Prunes confites, 1 kilog.
> Sulfate de magnésie, 100 grammes.
> Oseille, une bonne poignée.
> Cresson, id.
> Chicorée sauvage, id.
> Feuille de noyer, id.
> Mauves communes, id.
> Graine de lin, id., dans un gousset.
> Citron coupé en quatre (deux).

Faites cuire les prunes, tout premièrement, retirez du pot en passant la décoction à travers une passoire et pressant les prunes afin de faire couler tout le jus qu'elles peuvent contenir ; remettez ensuite cette décoction dans le pot, jetez-y toutes les autres substances et faites bouillir le tout à petit feu pendant une heure, passez ensuite cette décoction à travers un linge et pressez bien fort toutes les substances de manière à faire couler tous les jus qu'elles contiennent. Versez ce liquide dans un poëlon assez grand, ajoutez-y un demi litre d'eau-de-vie et une livre de sucre, faites bouillir le tout à petit feu jusqu'à diminution d'un tiers, ayant bien soin de surveiller que le feu n'y prenne pas.

Mettez cette liqueur dans une bouteille bien bouchée, et le matin à jeun, prenez un tiers de ce liquide de manière à le prendre tout en trois matins successifs.

Suivez avec soin les moyens préservatifs que j'indique et jamais vous ne serez infecté.

Mais pour aussi grangrené que vous puissiez être, suivez avec exactitude les moyens curatifs et vous ramenerez la santé aussi saine que le jour où vous êtes venu au monde.

Les maladies que l'on tient secrètes par honte et par pudeur parfois poussent le malade jusqu'au suicide, (syphillis, vénériennes, de Vénus), déesse du libertinage, — maladie dont la cause propagatrice et inoculatrice du virus, n'est autre chose que la communication d'une infection mercurielle, produits de ces infames remèdes. Et, bien que des hommes revêtus par la loi de la plus haute magistrature sociale sachent que le mercure est un agent paralytique nuisible à la santé de l'homme, il n'est pas moins vrai que la majeure partie de ces hommes l'ordonnent quand même.

D'une part, il y a caprice arbitraire, en portant atteinte à la santé de l'homme avec connaissance de cause, et d'autre part mauvaise volonté à se sortir de l'ornière des mauvaises habitudes.

Fracastor, célèbre médecin italien, de Véronne sur l'Adige, ancienne capitale du Véronez, en 1550 et 1551, combattait cette terrible maladie, dont la contagion avait déjà gagné la majeure partie de la jeunesse, non-seulement de cette province, mais encore de toute celle de Bologne, surnommée la Grasse. Il créa un système de médication préventive et curative d'une puissance sans égale, il mit sa découverte en pratique et vint à bout d'arrêter la contagion et faire des cures radicales.

Nostradamus, célèbre médécin, grand mathématicien et philosophe d'Agen, lié d'une étroite amitié à Jules Scaliger; mais sa femme étant morte, il retourna dans son pays natal en Provence; il séjourna pendant trois ans à Aix en qualité de médecin aux gages de la Cité. Il s'y rendit célèbre par son courage et sa science pendant la peste qui affligea cette ville en 1546. S'étant retiré à Salon, et là, porteur de la formule de Fracastor, et sur les instigations d'Anne Ponce-Gemelle, son épouse en secondes noces, il ajouta à cette formule sa découverte comme moyen préservatif contre l'épidémie, le typhus et la petite vérole, vulgairement picote, ainsi qu'une médication curative contre le croup.

En 1564, le roi Charles IX, visitant la Provence et se trouvant à Arles, fit venir Nostradamus, lui donna les émoluments de conseiller et de médecin ordinaire du Roi. Le duc de Savoye et la duchesse Marguerite de France, son épouse, alors enceinte, vinrent le consulter à Salon. Il répondit que la duchesse donnerait le jour à un fils qui s'appellerait Charles, et qui serait un des premiers généraux de son siècle, prédiction qui s'accomplit par la naissance de Charles-Emmanuel.

Consulté par le gouverneur du roi du Navarre, alors âgé de douze ans, et depuis Henri IV, il prédit qu'il serait roi de France. Il pronostiqua lui-même sa mort comme certaine le 2 juillet 1566, prédiction qui s'accomplit le jour désigné. Un autre pronostic non moins frappant que celui de sa mort fut celui-ci. Il menaça de mort d'une manière tragique quiconque aurait la hardiesse d'ouvrir son tombeeu et de toucher à ses cendres. Or, voici ce qui arriva à la fin du siècle dernier. En 1793, un détachement de Marseillais était à Salon; le commandant se trouvant dans l'église des Cordeliers ou fut inhumé le corps de Nostradamus, étant devant le tombeau lisant l'épitaphe, dit à ses soldats : Il faut que je sache s'il a brisé lui-même le cercueil. Le détachement reçoit un ordre de quitter Salon pour se rendre immédiatement à Marseille; a peine arrivé aux portes d'Aix, une insurrection éclate, le commandant qui avait violé le tombeau de Nostradamus est pris et pendu à une lanterne.

En mai 1566, Nostradamus annonçant sa mort prochaine à un membre de la famille Scaliger, lui légua la découverte de Fracastor et la sienne. En 1781, ces deux formules tombèrent dans les mains du célèbre Tartas.... En 1819, elles furent léguées à mes aïeux. Plus tard étant devenues ma propriété, en 1843, j'ai mis en pratique la formule des maladies secrètes dans une ambulance au service de laquelle j'étais attaché. En 1853, la puissance de cette médication préventive et curative a été confirmée par les plus célèbres médecins arabes de la Kabylie, comme supérieure à toute aatre médication.

Je demande bien pardon à mes lecteurs de leur soumettre des projets sur un sujet qui n'a pour eux comme pour moi que l'attrait du mépris, mais qu'ils ne perdent pas de vue qu'en prenant à cœur l'intérêt du libertin, je crois prendre aussi celui de leur gendre futur et de leurs petits enfants. Je crois, en un mot, prendre l'intérêt de tous. Attendu que si mes préceptes sont bien exécutés, la contagion cessera d'infect.r la population. L'amour propre de l'humanité qui doit être pratiqué me fait un devoir de ne pas tenir plus long-temps caché le secret d'une découverte aussi utile à la société. Plaise à Dieu que mon modeste opuscule tombe non-seulement dans le domaine public, mais qu'il passe sous les yeux de l'administration supérieure, rassuré d'avance qu'elle se hâterait d'encourager ses administrés afin que chaque membre de famille en devienne propriétaire, elle m'aiderait à poursuivre activement le travail que je m'impose dans l'ntérêt de la société, afin de la débarrasser de ce virus, qui dévore les générations et fait un gouffre de destruction en abâtardissant l'espèce.

Si je prends l'intérêt du jeune libertin, je crois devoir prendre aussi l'intérêt des jeunes mariés chez la majeure partie desquels la vie commune ne tarde pas à devenir insurportable. L'amour de l'humanité m'impose le devoir d'éclairer leur innocence.

En effet, il est un cas qui cause la désunion, l'amitié des jeunes mariés s'altère, la vie commune devient insupportable : chez les uns c'est une querelle continuelle, chez d'autres c'est la séparation soit judiciaire soit volontaire..... triste existence surtout lorsque la cause provient de l'innocence.

Et en voici les faits,

Il arrive, chez la majeure partie des jeunes mariés,

notamment chez les sexes passionnés et surtout chez la
femme, que la peau de la matrice s'excorie et s'y forme
de très petites bulbes où découle un pus, il s'ensuit
une petite inflammation qui en urinant fait éprou-
ver une forte cuison. La femme ressent une demangeai-
son qui l'excite à se gratter continuellement et jusqu'à
s'excorier. Dans ce cas la femme doute quelle a été où
quelle est la conduite de son mari ; elle le juge témérai-
rement, et l'amitié conjugale prend le rôle de reproches
continuels d'où surgit la séparation mentionnée plus
haut, que jusqu'aujourd'hui le législateur n'a su
réprouver. (Sauf le cas majeur et après examen préala-
ble).

Chez l'homme, et surtout chez celui dont la femme
a des pertes blanches, ce dernier ressent une démangeaison continuelle au gland, parfois il s'y forme de
petites bulbes rouges comme d'écarlate ; ils disparais-
sent parfois sans inconvénient, mais le plus souvent ils
mûrissent et se changent en chancre. Dans ce cas,
l'homme qui ne connaît pas la cause de mal, maudit sa
femme qui ne s'en doute pas, et bien qu'innocente elle
est parfois répudiée.

Dans le premier cas que la femme prenne des injections à l'eau préservatrice, ces injections durciront la
peau dans la matrice et elle ne sera plus en danger de
s'excorier.

Quant à l'homme, qu'il prenne des bains à la même
eau, la démangeaison disparaîtra et il ne se formera pas
de chancres.

### Moyens préservatif contre le Typhus, la Petite Vérole dite Picote et le Croup.

Prenez :

> Du bon et fort vinaigre rouge ou blanc
> fait avec du vin pur un litre.

Versez la poudre de ce camphre dans le vinaigre et en agitant la bouteille, la dissolution se fera immédiatement.

Le matin en vous levant et avant d'aérer vos appartements, c'est-à-dire avant d'ouvrir les croisées ou les portes, ayez soin de vous gargariser la bouche avec le vinaigre camphré et d'en avaler quelques gouttes, prenez plein le creux de la main de ce vinaigre, respirez-en quelques gouttes par les narines et frottez-vous les lèvres et le visage. Aérez ensuite vos appartements sans y donner un trop grand courant. Parfumez-les avec des plantes aromatiques odiférantes, sauge, fenouil, lavande, verveine, melisse, aspic, etc. De temps à autre faites chauffer à rouge une pelle à feu, versez dessus du vinaigre camphré et parfumez ainsi vos appartements ; faites usage d'une nourriture forte et épicée, suivez avec soin ce précepte, soyez persuadé que vous ne serez pas atteint d'aucune espèce de peste.

Néanmoins, si déjà les symptômes de la petite vérole se déclaraient, ne quittez pas le lit pendant toute la fièvre, évitez toute espèce de courant d'air, tenez-vous constamment bien chaud, ne coupez pas la transpiration jusqu'à ce que les bubes (dits boutons) soient tous sortis et secs, prenez du bon bouillon mélangé de moitié vin. Telle est la médication de cette maladie, et on peut parfaitement se passer du docteur. Mais n'oubliez pas que si, par vous-même, vous vous aérez au moment où les symptômes se déclarent, si vous buvez froid ou bien si quelque misérable vous ordonne de prendre des bains, ce qui arrive parfois, dans tous ces cas vous arrêterez le développement des bulbes, le pourpre s'y mêlera et se concentrera dans l'intérieur du corps, et cette imprudence sera cause d'une mort inévitable dans le délai de huit jours au plus, parfois dans vingt-quatre heures.

Voilà ce qu'on appelle vulgairement la picote noire.

Les symptômes de la picote s'annoncent par un dégoût de manger, suivi d'un grand mal de tête et d'une soif désaltérable.

Quant aux symptômes du croup, ils s'annoncent par un gonflement du cou, suivi d'un malaise d'avaler et de jeter la salive, la figure et le corps du malade devient jaunâtre couleur de souffre, et le malade en toussant a la voix ou le cri rauque et creux, que l'on nomme *cri croupal;* dans ce cas on administre immédiatement de fréquents gargarismes au vinaigre camphré, et avec d'eau tiède saupoudrée d'une bonne pincée de fleur de souffre sublimé, à chaque gargarisme avaler quelques gouttes, soit du vinaigre camphré, soit de l'eau aiguisée de fleur de souffre.

Néanmoins, si les symptômes du croup étaient trop prononcés et douteux, on ajoutera la médication suivante.

## Moyens curatifs.

Prenez :

>Un jaune d'œuf.
>Fleur de souffre, une cuillerée à bouche pour
>une grande personne.

Agitez et battez le tout ensemble, comme l'on bat les œufs pour faire une omelette, ensuite versez-y un verre d'eau nn peu chaude, battez encore le tout ensemble, et tiède faites-le avaler au malade. On lui entoure le cou d'une cravate imbibée d'alcool camphrée, tantôt d'eau sédative.

Cette médication combattra le bouchon croupal de la trachée-artère et ramenera promptement la santé au malade. Mais si l'on s'yprend à temps, la première médication enraye tellement le mal, que le croup n'a plus l'air que d'un simple rhume.

### Manière de faire l'Eau Sédative.

Prenez :

| | |
|---|---|
| Ammoniaque liquide, | 100 grammes. |
| Alcool camphré, | 10 — |
| Sel de cuisine (une poignée), | 30 — |
| Eau ordinaire, | 1 litre. |

On verse l'ammoniaque liquide, l'alcool camphrée dans une bouteille, on bouche bien avec soin, on agite la bouteille et on laisse reposer un instant le mélange. D'un autre côté on fait fondre le sel de cuisine dans la quantité d'eau indiquée, on passe cette eau à travers un linge, ensuite on y verse l'ammoniaque camphré, on le verse vivement dans une bouteille assez grande pour contenir le tout, on bouche bien, on agite le tout ensemble et l'eau est prête à servir.

Il faut avoir soin de bien agiter toutes les fois que l'on en fait usage.

### Maladie du Typhus.

Le typhus est terrible et rapide comme l'ouragan, son apparition fut observée en Sibérie et en Russie en 1550. Les anciens savants ont remarqué qu'en général cette maladie avait son point de départ au centre de l'Asie, pendant longtemps ils ont cru qu'elle était originaire d'Alep, ville de l'intérieur de la Sibérie septentrionale ; on l'a désignée sous le nom de typhus, du grec *(typhon)* et par les médecins sous celui de fièvre recurrente, du latin *(recurrere)*, parce qu'elle atteint plusieurs fois le même individu qui ne s'en doute pas, jusqu'à ce qu'elle ait pu en faire sa proie. Cette maladie exerce son ravage sur toute une population.

Les moyens préservatifs sont les mêmes que ceux de la petite vérole, suivez avec soin ce précepte et vous ne serez jamais atteint d'aucune espèce de peste.

En 1746, les vignes furent malades et dévastées presque entièrement. On ne savait trop à quoi attribuer cette action dévastatrice ; une grande sécheresse fit disparaître cet être parasite.

En 1845, son apparition fut observée en Angleterre. En 1847, il s'est montré aux environs de Paris, et ensuite dans tout le nord de la France. En 1850, il est parvenu jusqu'en Provence et en Espagne, et, dès 1851, il a envahi toute la partie du midi. Cet être parasite a été nommé oïdium. En 1860, quelques savants chimistes cherchèrent à le combattre, et la découverte qui ont le plus de mérite et le plus de puissance à cette époque fut le traitement fait avec la poudre anti-oïdique.

On voit par ce qui précède et, ces faits démontrent de la manière la plus évidente et la plus positive qu'il n'y a pas de maladie sans qu'elle ait son traitement. Quant à celles que l'on nomme incurables, je certifie, sous la foi du serment qu'il n'en existe aucune, ni chez l'homme, ni chez l'animal domestique.

Lorsque une épidémie frappe les habitants d'une ville, n'est-il pas vrai qu'elle ne les atteint qu'inégalement : les uns meurent, d'autres sont très malades, et il en est beaucoup qui ne sont qu'indisposés.

A quoi peut-on attribuer cela. L'épidémie accorde-t-elle des faveurs ? Evidemment, non. Chez les uns, l'épidémie agit avec violence ; chez d'autres, elle n'agit qu'à l'état latent, sans que le malade s'en doute.

N'est-il pas vrai aussi que l'homme est affecté par des maladies de peau qu'il porte constamment avec lui, mais qui ne se signalent en dehors que par des éruptions variées, qu'à des époques et sous des influences déterminées et que, bien que constamment en souffrance, il ne soumettra sa maladie à aucun traitement.

Ainsi que je l'ai dit plus haut, si la maladie qui affecte l'homme est un legs de sa naissance, ou bien le germe de ses sales caprices, le premier symptôme d'une épidémie est suivi d'une mort instantanée, si le malade n'a pas soumis au traitement préservatif la maladie de naissance, et au traitement curatif, la maladie que cause l'expiation d'une souffrance languissante.

Ces faits nous démontrent que si l'épidémie agit avec

violence chez les uns et à l'etat latent chez d'autres, la cause est à l'évidence.

Voilà la maladie qu'on appelle incurable, bien qu'elle ait son traitement.

Tout médecin appelé auprès d'un malade devrait, avant tout, jouer le rôle de sacerdoce, confesser le malade et lui arracher la vérité ; si par honte il la tenait cachée, alors la médecine, qui finit par tomber dans l'arbitraire et le caprice, deviendrait une science,

Que dis-je? N'est-il pas rationnel que l'homme après avoir parfois épuisé sa fortune pour apprendre un métier, demande du travail.

L'avocat comme l'avoué demandent des procès, le médecin des malades et le prêtre l'autel, comme l'ouvrier des villes et des campagnes demande du travail... Je m'arrête sur ce point.

Néanmoins, en terminant ce travail aussi important à la société, l'amour de l'humanité m'impose un devoir, celui de donner à mes lecteurs un avis essentiel et salutaire.

Voulez-vous que votre maison soit saine, tenez-là constamment en état de propreté, chassez les immondices au dehors, et ne les laissez pas séjourner devant votre porte, ainsi que cela se pratique fréquemment. Aérez vos appartements, sans y donner un trop grand courant d'air ; de temps à autre parfumez-les avec du vinaigre camphré, ou bien en y jetant quelques gouttes d'alcool camphrée et votre maison sera toujours saine.

Voulez-vous être sain vous-même et éviter d'être sujet à diverses maladies. Tenez également votre corps un état de propreté, chassez au dehors les impuretés dont un trop long séjour vous occasionne un malaise, qui par suite se change en maladie.

### Moyens préservatifs contre les Maladies.

Voulez-vous éviter d'être sujet aux maladies, faites avec soin et prudence ce qui suit :

Au printemps et à l'automne, c'est-à-dire en avril et en septembre.

Prenez :

> Prunes confies, 1 kilog.
> Sulfate de magnésie, 100 grammes.
> Oseille, une bonne poignée.
> Chicorée sauvage, id.
> Citron coupé en quatre, deux.

Faites cuire les prunes dans un double litre d'eau, mettez le sulfate de magnésie et les autres substances dans une soupière ; versez dessus l'eau, des prunes toute bouillante, recouvrez la soupière de son couvercle, et laissez le tout ensemble pendant toute la nuit.

Le matin, passez cette décoction à travers une passoire, pressez toutes les substances, ensuite mettez la décoction dans une bouteille bien bouchée.

Pendant trois matins et à jeun, prenez un bon bol chaud ou froid de ce liquide. Cette décoction, mieux que toutes les purgations pharmaceutiques, chassera devant elle toute constipation la plus opiniâtre, dissipera les embarras gastriques, et facilitera la digestion et la défécation.

Six ou huit jours aprés, faites encore ce qui suit :

Prenez :

    Feuilles de noyer, une bonne poignée.
    Orties,                  id.
    Cresson,              id.
    Graine de lin dans un gousset, id.
    Carottes blanches, une.
    Citron coupé en quatre, deux.

Mettez le tout ensemble dans un double litre d'eau, faites bouillir à petit feu jusqu'à diminution de moitié, ensuite passez ce liquide à travers une passoire, pressez toutes les substances, et mettez-le dans une bouteille bien bouchée.

Le matin à jeun, prenez un tiers chaud ou froid de ce liquide, de manière à le prendre en trois matins successifs.

Soyez prudent, ne vous livrez jamais à la débauche ni aux excès, et jamais vous ne serez malade.

Si j'indique à mes lecteurs des moyens préservatifs contre toute attente, je dois aussi leur indiquer les jours les plus favorables à médicamenter le corps humain. Mais la nécessité qui n'a point de loi, fait qu'en tout temps il y a urgence à prendre médecine. Cependant, que mes lecteurs ne perdent pas de vue, qu'autant que faire se peut, il faut éviter les jours extraordinairement chauds ou froids, et autant que possible ceux qui suivent le lever de la canicule, qui sont depuis le 16 juillet jusqu'au 27 août, il faut aussi éviter les jours de nouvelle, pleine lune ou quartier, sans urgente nécessité. Le même doit se pratiquer aussi pendant le temps de l'anti-canicule, qui commence le 15 février et finit fin mars.

Les médecines ou purgations qui se prennent par précaution ou pour raison de santé, sont beaucoup plus profitables au printemps ou à l'automne qu'aux deux autres saisons.

Les médecines ou purgations prises au décroissant de la lune, c'est-à-dire un ou deux jours après la pleine lune, causent un meilleur effet.

Pour raison de santé les personnes billeuses (rassible) ne doivent se purger qu'au temps humide et que la lune soit dans l'un de ces signes : le sagittaire ou le bélier.

Celles atteintes de mélancolie doivent choisir un temps doux et que la lune soit dans l'un de ces trois signes : les gemeaux, la balance ou le verseau.

Les sanguins doivent choisir un temps beau et l'un de ces trois signes : le taureau, la vierge ou le capricorne.

Toutes les fois que dans un bon et fidèle almanach vous trouverez la lune au signe du lion, et, durant toute la canicule ou anti-canicule, abstenez-vous de saignée à moins de grande nécessité.

Quant on prend des précautions pour raisons de santé, on peut parfaitement choisir les jours préférables.

J'atendrai les observations des hommes compétents sur ces questions importantes, et je me ferai un plaisir d'y répondre dans l'intérêt public.

### Remède contre toute sorte de coupures.

Prenez :

> Huile vierge, 45 grammes.
> Vin vieux, un verre moyen.
> Sucre, le volume d'un œuf.

Mettez le tout dans une casserolle, faites bouillir à petit feu l'espace d'un quart d'heure, ayant soin pendant le temps de l'ébullition de battre le liquide comme on bat les œufs pour faire une omelette,

On trempe des compresses dans ce liniment et on en enveloppe la coupures : répéter ce pansement trois fois par jour, la guérison sera très prompte.

### Pommade contre toute sorte de plaies.

Prenez :

| | | |
|---|---|---|
| Huile vierge, | 75 grammes. | |
| Huile vierge de thérébentine, | 45 | — |
| Cire vierge, | 30 | — |
| Cire jaune, | 30 | — |
| Suif de mouton, | 30 | — |

Faites fondre le suif, retirez les effondrilles, ensuite versez-y l'huile vierge, faites chauffer peu à peu jusqu'à l'ébulition, mettez la cire vierge et la cire jaune, remuez bien avec une spatule, lorsque le tout sera bien fondu, retirez de sur le feu, versez-y l'huile de thérébentine, remuez bien jusqu'à ce que l'huile y soit bien imprégnée et la pommade est faite.

Si elle était trop dure, on la ramolirait un peu avec d'huile vierge, on la met dans un pot bien bouché; plus elle est vieille plus elle est bonne.

### Huile pour toute sorte de douleurs, même rhumatismales.

Choisissez deux ou trois cents limaçons sauvages sans coquille, et de préférence ceux qui sont rouges, ayez un gousset pointu de toile neuve de fil, mettez dans le gousset treize limaçons, versez dessus une petite poignée de sel blanc de cuisine ; ajouter treize limaçons et une autre petite poignée de sel, et ainsi de suite jusqu'à la fin ; suspendez le gousset, placé dessous un vase afin que le gousset y dégoutte au bout de trois jours ; pressez le gousset autant que possible, afin de sortir l'huile, ajoutez-y 20 grammes de poudre de camphre et une cuillerée à bouche de canelle en poudre pulvérisée placez l'huile dans une bouteille bien bouchée,

### Manière de s'en servir.

Versez de cette huile sur la partie malade, frictionnez aussi vite et aussi fort que possible, répétez cette
opération deux ou trois fois en frictionnant toujours de
plus fort en plus fort, ensuite on enveloppe la partie
malade avec de la laine douce. La douleur ou rhuma-
tisme disparaîtra comme par enchantement.

### Autre Huile.

Pour guérir le sein des femmes nourrices qui ont
des crevasses aux mamelles ou autre espèce de mal.

Faites cuire sous les cendres chaudes avec soin, sans
les brûler, quatre douzaines d'œufs de poule, sortez le
blanc et placez le jaune dans un gousset de toile neuve
de fil, ajoutez-y 20 grammes de camphre en poudre et
une cuillerée à café de canelle en poudre, pressez ensuite
le gousset et vous aurez une huile que vous placerez
dans un flacon bien bouché.

### Manière de s'en servir.

Avec une plume vous frotterez les crevasses ou bien
la plaie, si s'en est une, et le téton serait-il gangrené,
vous obtiendrez une cure radicale.

Heureux si je suis bien compris, mais plus heureux encore le père de famille porteur de mon modeste opuscule, qui le conservera intact, pour le léguer à ses enfants comme héritage successif de famille en famille, celui-là rendra aux générations à venir le plus éminent des services que jamais mortel n'ait rendu.

Le droit de traduction en langue étrangère est réservé à l'auteur. Le droit de vente à l'étranger lui est également réservé.

Les contrefacteurs seront poursuivis suivant toute la rigueur des lois, et sera réputé contrefait tout exemplaire de ce livre non revêtu du sceau des fonctions de l'auteur. Nous invitons l'autorité civile d'y prêter la main et de considérer comme contrefacteur tout colporteur non revêtu d'un pouvoir de colportage signé de l'auteur et légalisé.

Tous les journaux français et étrangers sont autorisés, dans l'intérêt public, à annoncer ce travail contre l'envoi de deux exemplaires du journal où il sera inséré.

**Erratum :**

Page 16, 11ᵉ ligne après : *il faut que je sache s'il a dit vrai*, Ajoutez : *aussitôt il s'empara d'une hache fit ouvrir le tombeau et brisa lui-même le cercueil.*